DOCTRINE ET TRAITEMENT

POUR LA

CONSERVATION DES MEMBRES BLESSÉS

DE LA GUERRE ET DE L'INDUSTRIE

MÉTHODE ÉGALEMENT APPLICABLE A DIVERSES MALADIES INTERNES DE TOUTES
CAVITÉS NORMALES OU ANORMALES, NOTAMMENT AUX AFFECTIONS INTÉ-
RIEURES DE MATRICE, MÉTRITES INTERNES, METRITES PUERPÉRALES, ETC.

PAR

E. LANTIER

Docteur-Médecin et ex-Chirurgien en chef de l'Ambulance
générale des Postes à Paris (1870-1871)

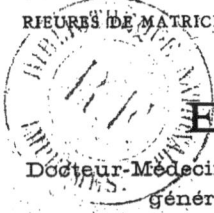

PATRIÆ.

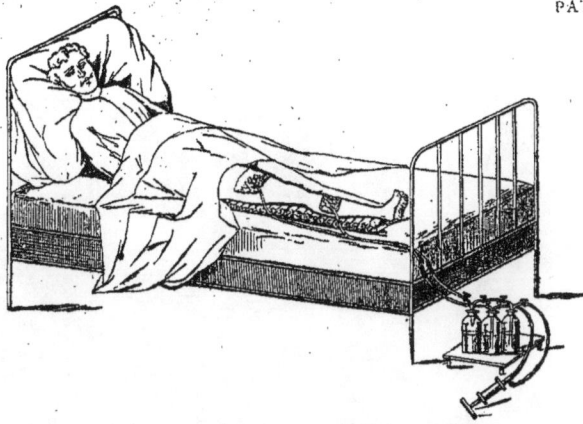

Édition Française. — Prix : 3 Francs

NEVERS

IMPRIMERIE MAZERON FRÈRES

T. Bussière, libraire à Corbigny

—

CORBIGNY, 1er MARS 1884

DOCTRINE ET TRAITEMENT

POUR LA

CONSERVATION DES MEMBRES BLESSÉS

DE LA GUERRE ET DE L'INDUSTRIE

MÉTHODE ÉGALEMENT APPLICABLE A DIVERSES MALADIES INTERNES DE TOUTES
CAVITÉS NORMALES OU ANORMALES, NOTAMMENT AUX AFFECTIONS INTÉ-
RIEURES DE MATRICE, MÉTRITES INTERNES, MÉTRITES PUERPÉRALES, ETC.

PAR

E. LANTIER

Docteur-Médecin et ex-Chirurgien en chef de l'Ambulance
générale des Postes à Paris (1870-1871)

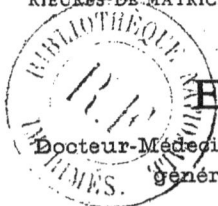

PATRIÆ.

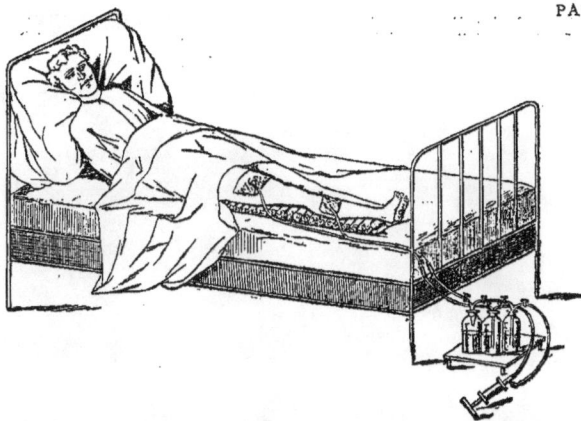

NEVERS

IMPRIMERIE MAZERON FRÈRES

T. Bussière, libraire à Corbigny

—

CORBIGNY, 1ᵉʳ MARS 1884

DOCTRINE ET TRAITEMENT

DU DOCTEUR E. LANTIER

POUR LA

CONSERVATION DES MEMBRES BLESSÉS

DE LA GUERRE ET DE L'INDUSTRIE

MÉTHODE ÉGALEMENT APPLICABLE A DIVERSES MALADIES INTERNES DE TOUTES
CAVITÉS NORMALES OU ANORMALES, NOTAMMENT AUX AFFECTIONS INTÉ-
RIEURES DE MATRICE, MÉTRITES INTERNES, MÉTRITES PUERPÉRALES, ETC.

———————

**Considérations générales sur les blessures par armes à feu et engre-
nages, depuis surtout les progrès de la balistique. Danger principal
de ces sortes de blessures : suppuration.**

Les blessures par armes à feu et engrenages ont été, de tout temps, jugées
des plus graves. Souvent, on le sait, elles occasionnent une mort immédiate, et,
quand elles n'ont pas à l'instant ce résultat, elles donnent lieu, le plus souvent,
à des complications, qui l'entraînent comme conséquence. Souvent aussi, lorsque
la mort n'a pas fait de victime, le blessé doit-il se résigner à une amputation
douloureuse.

De nos jours, la balistique a singulièrement aggravé ces blessures. Qu'un os
soit rencontré par un projectile des nouveaux engins, il est fracturé en éclats de
nombre jusqu'ici inobservé, lesquels, selon la direction du choc, sont dépouillés
ou non de leur périoste, sont éparpillés et incrustés dans les chairs. Ces fractures
du progrès, avec esquilles et plaies, le tout communiquant avec l'air extérieur,
constituent assurément les blessures les plus formidables.

Il n'y a pas jusque dans les parties molles où les projectiles des nouveaux
engins ne fassent sentir leur pernicieux perfectionnement. Leur trajet à travers
les chairs n'est pas constamment d'une seule ligne, et, à son origine, ce trajet est
parfois bifurqué, ayant un diverticulum en forme de doigt de gant, ce qui peut

tromper sur le parcours véritable du projectile ou faire croire à un autre coup de feu.

La rotation du projectile sur son axe suffit-elle pour expliquer ce phénomène? ou bien l'état de détente ou de contraction des parties, au moment du coup, aurait-il là sa part d'influence? Ou bien encore la balle, subitement arrêtée dans sa course, sa vitesse ainsi transformée en chaleur, se partagerait-elle en fragments?

Quoi qu'il en soit, ce fait a été plusieurs fois observé, surtout à la cuisse. Et c'est là une disposition favorable à la suppuration, l'un des dangers les plus sérieux, qui existent dans le traitement des blessures.

Doctrine du Dr E. Lantier pour combattre efficacement l'infection purulente, et pour arriver, sans amputation, à la conservation des membres blessés, du moins lorsque la principale artère de ces membres n'est pas endommagée.

Combattre spécialement la suppuration, cause première de ce que l'on a nommé l'infection purulente, tout en cherchant à écarter et à atténuer, autant que possible, tous les autres accidents, qui peuvent se produire, tel a été l'objectif constant de nos études.

Sans aborder ici les considérations générales de siège anatomique, de tissus, de formes, de présence de corps étrangers, etc., que suggère l'étude des blessures par les armes à feu;

Sans nous étendre non plus sur les causes générales de complications de ces blessures, telles que celles qui proviennent de l'épuisement, de la fatigue des blessés, de leur agglomération, de l'encombrement, de la nostalgie, etc., etc.;

Tenant à limiter la question au point de vue particulier qui nous occupe et partant de ce fait que toutes les blessures par armes à feu sont à contusion et à stupeur, contusion qui va jusqu'à l'*attrition immédiate* des parties touchées, stupeur de la région blessée, quelquefois même de tout l'individu, au point qu'il y a commotion;

Partant de ce fait que ces blessures sont à trajet sinueux et accompagnées de nombreuses esquilles;

Admettant, d'autre part, qu'à la suite de ces blessures, la mort, quand elle n'est le fait ni de la commotion, ni de l'hémorrhagie, ni des accidents nerveux se produit par le mécanisme de l'infection purulente, ce qui est l'immense majorité des cas;

Nous disons et affirmons, à la suite des diverses expériences par nous déjà faites dès l'année 1862 (1), à la suite des constatations que nous avons faites publiquement à Paris, comme chirurgien dans l'ambulance de l'Administration générale des postes, pendant le siège de 1870-1871, et à la suite encore d'autres constatations que nous n'avons cessé de faire, comme médecin, depuis 1871 jusqu'à ce jour, que toutes les fois que la principale artère du membre n'est pas endommagée (quel que soit le nombre des esquilles, dans ces cas le faisceau nerveux principal est ordinairement indemne), les blessés peuvent être préservés de l'infection purulente qui tue et cela sans qu'il y ait à recourir à l'amputation, et de plus que leurs membres peuvent être conservés.

Doctrinalement, on arrive à ces résultats :

1º En pratiquant, quand il y a lieu, des incisions ou des excisions, et, si les os sont fracturés, en reséquant, selon les circonstances, les deux ou bien l'une ou l'autre extrémité des fragments ;

2º En préservant d'oxydation les surfaces des plaies ;

3º En détruisant les germes organiques, qui peuvent les contaminer, par conséquent l'action des *phoshéries* ou *microzymas*, dont l'action fermentative et catalytique est démontrée par le mémoire spécial, que nous avons adressé en 1882 au Congrès de La Rochelle et que nous annexons à la fin de cet ouvrage ;

4º En réveillant de leur stupeur les tissus frappés et en les disposant à un exsudat plastique ;

5º En évitant la douleur aux blessés, la suppuration fétide et abondante ;

6º En conjurant les hémorrhagies en nappe et en jet ;

7º En éliminant doucement les sécrétions pathologiques des foyers profonds, *liquides* et *gaz* ;

8º Enfin en décomposant et en neutralisant les gaz pour éviter ce que l'on a désigné officiellement, à l'époque du siège de Paris, sous le nom d'*imprégnations miasmatiques*.

C'est par l'application de ces principes que, personnellement, nous avons pu éviter aux blessés toute infection purulente et que nous sommes parvenus aussi à ressouder entre eux les fragments d'os fracassés, même quand ils ont été dépourvus de leur périoste.

---

(1) Dès 1862, nous avons reconnu que le sang veineux et le sang artériel d'animaux vivants, reçus et conservés sous de l'huile bouillie, à l'abri de l'air, demeuraient longtemps imputréfiés. — Expériences de Chasseigne et de Corbigny, septembre 1862.

Mode de traitement ou moyens à appliquer pour la conservation des membres blessés. — Teinture balsamique du Dr E. Lantier. — Son appareil à coussins et son appareil pneumatique à effets triples et indépendants.

Nous avons obtenu les résultats ci-dessus en ayant recours à deux choses : la première, une teinture spéciale de nature balsamique, dont nous avons déterminé nous-même la composition et les formules ; la deuxième, deux sortes d'appareils également de notre invention, l'appareil à coussins qui permet de procéder sans dérangement du membre au pansement des blessures et l'appareil pneumatique à effets triples et indépendants, le premier qui ait décomposé les gaz des plaies et qui ait pratiqué mathématiquement l'injection conservatrice.

Notre méthode comprend nécessairement deux périodes :

1° La période provisoire, qui se manifeste presque au moment du coup ou de l'accident, en dehors et en l'absence du chirurgien et du médecin et avant que l'homme de science ait pu apporter les secours de son art ;

2° Et la période, que nous appellerons période définitive, qui se produit par conséquent après les premiers soins, dans l'ambulance ou à domicile, sous les yeux de l'homme de l'art, ainsi que sous son inspiration et sa pratique.

Teinture balsamique du Dr E. Lantier. — Sa composition et ses différentes formules. — Son application et ses effets.

Dans les deux périodes de traitement, la base est toujours la même ; c'est toujours et uniquement l'emploi de notre teinture balsamique, dont nous avons donné et dont nous donnons ainsi qu'il suit les formules :

FORMULE N° 1

Baume du Commandeur.	} aa 250 grammes
Teinture alcoolique d'aloès.	
Ergotine (extrait hydro-alcoolique).	20 —

FORMULE N° 2

Teinture alcoolique d'aloès.	} aa 250 grammes
Baume du Commandeur.	
Ergotine (extrait hydro-alcoolique).	30 —
Glycérine neutre.	200 —

FORMULE N° 3

Teinture alcoolique d'aloès.	420 grammes
Baume du Commandeur.	250 —
Ergotine (extrait hydro-alcoolique)	80 —
Glycérine neutre	250 —

FORMULE N° 4

Teinture alcoolique de myrrhe. . . . . ⎫	
Teinture alcoolique d'aloès. . . . . ⎬	aa 250 grammes
Ergotine (extrait hydro-alcoolique)	90 —
Huile volatile d'hypericum perforatum.	5 —
Glycérine neutre	200 —

FORMULE N° 5

Teinture alcoolique de myrrhe. . . . . ⎫	
Teinture alcoolique de Benjoin. . . . . . . ⎬	aa 250 grammes
Teinture alcoolique d'aloès.	410 —
Ergotine (extrait hydro-alcoolique)	90 —
Huile volatile d'hypericum perforatum.	5 —
Glycérine neutre	200 —

La première de ces formules convient à la plupart des cas; elle a été déposée à l'Académie de médecine à la fin de l'année 1870 et à l'Académie des sciences.

La deuxième ne diffère de la première que par une plus grande proportion d'ergotine, proportion qui n'a été augmentée, par surcroît de précaution, dans cette formule et dans les trois autres, que pour répondre à un des accidents les plus urgents, l'hémorrhagie.

Dans ces conditions, d'autant plus que les substances balsamiques favorisent les courants de dedans en dehors, l'ergotine ne s'absorbe pas, ainsi que certaines personnes l'ont dit, au-delà des limites curatives. L'expérience est surabondante, si le raisonnement n'était pas suffisant. Cet hémostatique puissant qui n'agit que par les forces vitales qu'il met en jeu, par l'intermédiaire des nerfs ganglionnaires vaso-moteurs, est bien celui qui s'associe aux balsamiques avec le plus d'harmonie; car si la matière médicale possède aussi le perchlorure de fer, cet agent minéral n'agit que superficiellement en coagulant le sang en dehors des vaisseaux, et, pour peu que l'on veuille augmenter sa puissance hémostatique, en faisant intervenir son action astringente, on risque, par l'augmentation de sa densité nécessaire en ce cas, de cautériser les tissus mis à nus : croûtes hématiques, qui masquent les plaies, ou surfaces cautérisées, qui, dans l'un ou l'autre cas, ne manquent pas d'influencer la marche de la cicatrisation, et qui, en tout état de cause, ne sont pas, comme l'ergotine, en homogénéité d'action avec l'élément balsamique.

La teinture balsamique, telle que nous en déterminons la composition, agit toujours d'une façon efficace.

Lorsqu'elle est appliquée peu après l'accident dans un atelier, ou peu après le coup de feu sur un champ de bataille, la plaie, sous son influence, demeure complètement fraîche et reste indemne de toute complication pendant plus de quarante-huit heures, avantage déjà incomparable, qui permet d'attendre, sans danger, l'intervention du chirurgien, et chose remarquable, sans aucune addition de narcotique, elle prévient la douleur, qui succéderait inévitablement *au période* de stupeur de la blessure.

Puis, quand les plaies sont débarrassées des corps étrangers et régularisées, la teinture balsamique les préserve encore de toutes complications et les met à l'abri de l'infection purulente.

L'expérience démontre qu'elle agit dans ce cas de plusieurs manières :

1º *Vitalement*, en réveillant de leur stupeur les tissus frappés et en les disposant à un exsudat plastique (Nous venons de dire, de plus, que les hémorrhagies se trouvent conjurées ou ne sont nullement à craindre);

2º *Chimiquement*, en préservant d'oxydation les surfaces des plaies et en détruisant les germes organiques, qui pourraient les contaminer;

3º *Mécaniquement*, en formant sur elles un vernis protecteur, qui permet de les considérer, jusqu'à un certain point, comme des plaies sous-cutanées.

La réaction de la teinture balsamique sur les plaies profondes est tellement puissante que, vingt-quatre heures après son application, elle détermine à leur pourtour un empâtement de nature plastique, appréciable par une consistance élastique de bonne nature et d'une température quelque peu plus élevée que celle des parties voisines.

Cet exsudat plastique forme, sur les surfaces dépourvues d'épithélium, une véritable barrière à l'absorption et a l'immense avantage de réunir, comme par une soudure, les différents plans des tissus divisés, de manière à s'opposer aux fusées purulentes et gazeuses.

Ce n'est guère que le deuxième jour et quelquefois le quatrième que le contact de ce liquide fait éprouver de la douleur; mais, une fois qu'il est devenu douloureux, il continue de l'être à chaque pansement jusqu'à ce que les plaies soient définitivement recouvertes d'un exsudat cicatriciel.

Cette douleur n'est que passagère et disparaît au bout de quelques minutes, de sorte que l'intervalle des pansements est parfaitement calme.

Avec la teinture balsamique, la suppuration est peu abondante, bien liée et sans odeur.

Elle doit être employée superficiellement, sous forme de gâteaux de charpie, appliquée sur les orifices des plaies, et profondément, sous formes de lavages et d'injections pures ou étendues d'eau alcoolisée, selon la réaction à obtenir.

Les pansements ont l'avantage d'être rares, deux au plus par jour, et encore doit-on, le plus souvent, se borner à arroser, le soir, les couches de charpie sans les déranger.

Faciles à faire, ils n'ont que l'inconvénient de nécessiter l'emploi de l'alcool pour le lavage des mains et des instruments.

Il est remarquable que l'emploi de ces pansements fait que les blessés n'ont jamais de frisson, jamais de soif fébrile, jamais d'odeur, ni de la plaie ni de la bouche et que la cicatrisation s'obtient rapidement, dans un temps qui est du reste variable avec la nature et la surface des tissus blessés.

Pansement provisoire. — Charpie dite de l'ambulance de l'Administration des postes. — Sa composition. — Son utilité et son emploi.

Ces sortes de pansements, avons-nous dit, ont lieu au moment même de l'accident ou du coup de feu, ou du moins peu après que le blessé a reçu sa blessure.

Chaque soldat, chaque ouvrier est apte à rendre ce service à son camarade, si celui-ci ne peut se secourir lui-même. Et pour cela il suffit d'appliquer simplement sur la plaie un peu de charpie suffisamment imbibée de notre teinture balsamique. C'est dans ce but et pour faciliter ce premier pansement, duquel dépendent si souvent la conservation plus ou moins parfaite des organes et la guérison plus ou moins complète, que nous avons composé aussi une charpie spéciale, à laquelle nous avons donné le nom de charpie de l'ambulance de l'Administration des postes, en souvenir des services qu'elle nous rendit en 1870-1871, au moment du siège de Paris, quand nous avions l'honneur de diriger, comme chirurgien, cette importante ambulance.

La charpie, dite de l'ambulance de l'Administration des postes, se prépare de la manière suivante :

1º La charpie étant choisie, la faire macérer plusieurs jours dans les liqueurs, dont nous avons ci-dessus fait connaître les formules. Cette macération doit avoir lieu de préférence en vase clos, et sera aidée, au besoin, de la compression. Quand les fibres sont bien pénétrées, et pour cela cinq à six jours suffisent, la retirer pour la sécher;

2

2º Mais, pour la sécher, au lieu de la comprimer dans un linge poreux, l'exprimer par torsions, ou bien la passer au séchoir mécanique à rotation ou à air chaud. Il faut la disposer, sous forme de gâteaux, sur une surface plane imperméable, telle que des vases plats de faïence ou de porcelaine; la maintenir ainsi exposée dans une chambre spéciale, à l'air libre, à une température qui ne dépasse pas 15 degrés centigrades;

3º Pour obtenir l'incorporation des corpuscules des liquides à la cellulose des fibres de la charpie, il faut, chaque jour, pendant une quinzaine, arroser avec les liqueurs les gâteaux ainsi étalés à l'air libre, en ayant soin de les retourner de temps en temps, chaque jour au moins deux fois, de sorte que la surface supérieure de ces gâteaux devienne l'inférieure et *vice versâ*. C'est là une condition indispensable pour imprégner la charpie d'une façon homogène en consistance et en coloration et aussi pour donner à la préparation un caractère solide de durée et de conservation (1).

Ainsi préparée, la charpie possède toutes les qualités désirables. L'ouate et au besoin l'*étoupe mondée* du chanvre national pourraient servir à la préparation, quoi qu'il ne soit pas indifférent d'employer l'une ou l'autre de ces matières que nous avons nous-mêmes utilisées en les imprégnant de liqueurs de composition variable (2).

Mais quelle que soit sa forme, la charpie de l'ambulance des postes constitue sans contredit le meilleur pansement des blessés sur un champ de bataille.

Préparée suivant la méthode que nous venons d'indiquer, elle renferme, sous une forme plus portative, tous les avantages de la teinture balsamique et elle surpasse même ses propriétés hémostatiques par sa proportion d'ergotine.

Molle, d'odeur agréable, elle se conserve très-bien et indéfiniment en paquet, dans une enveloppe double de papier d'étain et de papier goudronné.

Pour s'en servir, il n'y a qu'à l'imbiber d'eau alcoolisée, d'eau-de-vie, au besoin simplement d'eau pure; puis, qu'à l'arroser ainsi de temps en temps, si cela est possible.

Si prévenir c'est guérir, quelles ressources et quelles chances de salut n'apporte pas avec elle notre charpie balsamique, mise à la portée de tous, à chaque instant et au moment même de la blessure !

----

(1) Des échantillons authentiques de notre charpie préparée en 1870 ont pu être conservés jusqu'à cette année (1884), dans toute leur intégrité, quoique dépouillés de leurs enveloppes protectrices.

(2) Nous avons fait connaître notre préparation de charpie, déjà, avons-nous dit, au moment du siège de Paris, en 1870-1871. Le 1er février 1873, nous l'avons communiquée à la Société française de secours aux blessés des armées de terre et de mer; le 27 du même mois, nous en avons adressé l'exposé au ministère de la guerre et le 6 mars de la même année nous en avons aussi adressé l'exposé à l'Académie des sciences (Institut de France).

Traitement définitif: appareil à coussins; appareil pneumatique à effets triples et indépendants du Dr E. Lantier

Après le pansement provisoire, il ne faut cependant pas négliger le pansement définitif; car il importe de débarrasser, le plus tôt qu'il est possible, la blessure, non-seulement de tous les corps étrangers, mais encore, autant que cela peut se faire, des tissus déjà mortifiés, des esquilles, des débris trop fortement attriturés, en un mot de tout ce que l'homme de science jugera convenable de sacrifier.

Et la blessure ainsi régularisée, il faut la traiter avec notre teinture balsamique, en employant, avons-nous dit, celle-ci, superficiellement sous forme de gâteaux de charpie, et profondément sous forme de lavages et d'injections pures ou étendues d'eau alcoolisée, selon la réaction que l'on désire obtenir.

On arrive commodément à ces résultats en se servant alors des deux appareils, que nous avons indiqués plus haut sommairement et dont voici détaillée pour chacun d'eux la description exacte:

1er appareil. — Appareil à coussins du Dr E. Lantier

Figure n° 1

COUPE SCHEMATIQUE TRANSVERSALE DE L'APPAREIL A COUSSINS

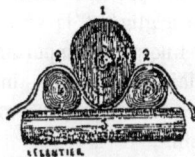

1. Membre. — 2. 2. Pièce de taffetas gommé à replier sur les coussins (4. 4.) en forme de gouttière, permettant ainsi sur place l'emploi d'affusions d'eau ou de liquides médicamenteux. — 3. Un des coussins transversaux formant le plan sur lequel repose le membre. — 4. 4. Coussins cylindriques latéraux, disposés en longueur, parallèlement au membre.

Figure n° 2

VUE DE CÔTÉ DE L'APPAREIL A COUSSINS

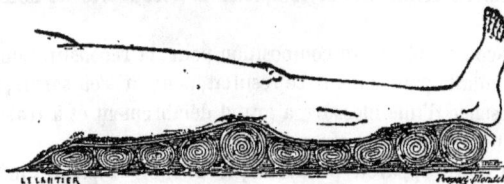

1. 1. Membre blessé. — 2. 2. 2. 2. 2. série de coussins transversaux sur lesquels repose le membre et dont chacun peut-être retiré et remplacé à la façon des pierres de maçonnerie, sans secousse pour le blessé.

Cet appareil, conformément aux deux figures ci-dessus, se compose simplement d'une série de coussins roulés en cylindre et de grosseur variable, parallèlement disposés les uns aux autres, mais placés transversalement sous le membre blessé, comme dans la figure nº 2, et portant de chaque côté, sur leurs extrémités, le long dudit membre, comme dans la figure nº 1, deux autres coussins formant, avec une pièce de taffetas gommé qui les enroule, une véritable gouttière. Cette gouttière, mobile selon les besoins dans tous et chacun de ses éléments, supporte le membre blessé et permet, sans aucun dérangement, de lui donner tous les soins nécessaires. Elle est maintenue par des liens transversaux et est pourvue au besoin, pour l'extension, de lacs qui s'attachent aux barreaux du lit, de sorte qu'elle s'adapte ainsi à toutes les positions chirurgicales, sans avoir les inconvénients de la gouttière classique, qui est rigide et nécessite, quand il faut changer sa garniture, l'ébranlement de tout le membre.

2º Appareil. — Appareil pneumatique à effets triples et indépendants du Dr E. Lantier

Notre deuxième appareil, dit appareil pneumatique à effets triples et indépendants, est de beaucoup le plus important et le plus utile. Car si le premier que nous venons de décrire donne un grand soulagement au blessé, celui-ci permet, dans les cas les plus délicats, de lui assurer une guérison complète.

Depuis longtemps les recherches par nous faites sur les balsamiques, dont l'emploi même empirique était trop négligé et la vertu incomprise ou non reconnue, nous permettaient de formuler une partie importante de leur action chirurgicale.

Fermeture hermétique des plaies, maintenue ainsi à l'abri de l'air;

Pansements rares, par conséquent repos des membres blessés, surtout avec l'aide de notre appareil à coussins;

Disposition à réchauffer les parties situées au-dessous de la blessure, qui tendent à se refroidir, et, la calorification une fois obtenue, chaleur tempérée, égale et soutenue;

Compression douce, permanente et salutairement proportionnée;

Enfin, qualité remarquable à exciter la prolifération des éléments cellulaires propres à organiser une cicatrice de bon aloi;

Telles sont les vertus principales que nous leur avions déjà reconnues et qu'était venu heureusement confirmer et compléter la découverte de notre teinture balsamique.

Mais si efficace que fût notre composition pour la reconstitution des différents tissus lésés, il fallait, pour obtenir ce résultat, pouvoir s'en servir, et, lorsqu'on se trouvait en présence d'une blessure à grand délabrement et à trajet profond, cela n'apparaissait point comme chose aisée et facile.

C'est grâce à notre appareil pneumatique à effets triples et indépendants que nous avons pu, dans ces cas délicats et quoique certains l'aient traitée d'utopie, démontrer et affirmer notre méthode conservatrice, méthode qui permet non-seulement d'aspirer les humeurs, qui tendent à infecter les foyers purulents et pathologiques, — *mais qui permet encore, choses que l'on n'avait pas soupçonnées jusqu'alors, d'aspirer tous les gaz morbides qui s'y forment et qui permet de décomposer et de neutraliser ces gaz, quand ils sortent de la blessure, mettant ainsi les milieux, où ils auraient pu se produire, complètement à l'abri de toute imprégnation miasmatique ; — qui permet aussi d'injecter et laver les plus profondes blessures*, — ET, SOUS L'INFLUENCE DE NOS SUBSTANCES BALSAMIQUES, QUI PERMET MÊME DE VOIR LES FRAGMENTS D'OS DANS LES PLAIES A FRACAS OSSEUX MULTIPLES ET EN COMMUNICATION AVEC L'AIR EXTÉRIEUR, MÊME CEUX DÉPOURVUS DE PÉRIOSTE, SE SOUDANT AVEC SOLIDITÉ ENTRE EUX ET LES AUTRES FRAGMENTS ENCORE MUNIS DE LEUR MEMBRANE FIBRO-VASCULAIRE D'ENVELOPPE, — CES DIVERS FRAGMENTS S'ENTOURANT DE STALACTITES CARTILAGINEUSES ET D'OSTÉOPHYTES.

Méthode éminemment humanitaire et pratique qui permet, dans la presque généralité des cas, de conserver le membre que l'on amputait et de guérir enfin ce que l'on ne guérissait pas !

Notre appareil pneumatique, à la différence de ceux qui étaient antérieurement connus, a donc réalisé, avec l'aspiration des humeurs pathologiques, deux autres progrès on ne peut plus utiles : *l'aspiration et la neutralisation des gaz, le lavage et l'injection profonde des blessures.*

C'est pour cela que nous l'avons dit et désigné à *effets triples* et que nous avons ajouté *et indépendants* pour bien marquer que ces trois résultats, aspiration des humeurs et des gaz, décomposition et neutralisation des gaz, lavage et injection des blessures, s'obtenaient, quoique presque en même temps, chacun séparément et sans aucune dépendance.

Appareil pneumatique du Dr E. Lantier (modèle année 1867)

Notre appareil, dès 1867, se composait, ainsi qu'on peut le voir par les deux premières figures ci-après, d'un système aspirateur et injecteur, formé, d'une part, par des tubes de plomb, verre, caoutchouc et des robinets mis en rapport avec des bocaux où le vide était fait au moyen d'une pompe aspirante ; d'autre part, par d'autres tubes et robinets agencés à une pompe foulante, qui envoyait la liqueur antiseptique dans le fond des plaies.

Les tubes plongeant dans les trajets purulents étaient en plomb, dont la sulfuration est inoffensive ; métal flexible et propre à garder toutes les formes, plus avantageux en cela que le caoutchouc, qui du reste s'altère promptement au contact des humeurs organiques.

Ils y étaient fixés hermétiquement au moyen de collodion et d'une cupule en gutta-percha, prenant un large point d'appui sur les parties saines et pouvant ainsi rester en place deux et même trois jours.

Figure n° 3

APPAREIL (1re SECTION) POUR LES PLAIES D'ARMES A FEU ET A TRAJET PROFOND. — ÉVACUATION
DES GAZ, HUMEURS ET PRODUITS MORBIDES DES PLAIES

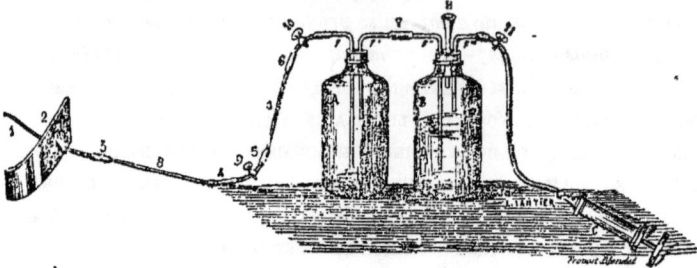

A. B. Bocaux réunis par le tube 7 (un seul bocal, pourvu qu'il soit de dimension suffisante,
peut satisfaire à ce double office). La mise en rapport est établie au moyen d'un tube de
caoutchouc, à paroi résistante, avec le corps de pompe C faisant le vide. — A. Réservoir du
vide où s'écoulent les humeurs et les gaz (dans le cas où il est seul utilisé, il contient
aussi la solution désinfectante). — B. Flacon laveur désinfectant les gaz émanés de la plaie,
qui doivent traverser la solution D de sulfate de fer ou toute autre que choisit le chirurgien.
— F. F'. F''. F'''. Tubes de verre agencés aux bocaux. — G. Tube de verre mobile pour
permettre l'ajustage de la 2e section de l'appareil. — H. Tube pour introduire la solution
désinfectante, surtout si elle est caustique. — 1. Tube de plomb doux percé latéralement de
trous sur la partie plongeant dans la plaie (calibre 3, 5, 7 millimètres). — 2. Opercule en
gutta-percha ou caoutchouc vulcanisé, doublé en baudruche, prenant son point d'appui au
pourtour de la plaie, sur les parties saines, fixé hermétiquement à pression sur le tube de
plomb et avec des bandelettes agglutinatives d'aloès et de collodion sur la peau. — 3, 4, 5,
6, 7. Tubes de caoutchouc formant jonction aux différents éléments rigides de l'appareil. —
8. Long tube de verre ou de cristal indicateur disposé le long du membre du blessé. —
9, 10, 11. Robinets ajustés ouvrant ou fermant à volonté la communication entre les sections
de l'appareil.

NOTA. — Un petit manomètre peut être adapté au point 7, ainsi que l'ont annoncé mes
premiers dessins, dont de nombreuses lithographies ont été communiquées au Congrès
scientifique de Lille, en août 1874.

Figure n° 4

APPAREIL (2e SECTION). — ÉPURATION, LAVAGE ET PANSEMENT DES PLAIES PROFONDES, S'ADAPTANT
EN LETTRE G SUR LA 1re SECTION

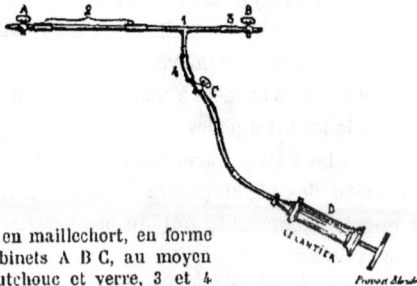

1. Tube en plomb ou en maillechort, en forme
de T, réuni aux robinets A B C, au moyen
de tubes, 2 en caoutchouc et verre, 3 et 4
en caoutchouc. — A. Robinet s'adaptant au tube de caoutchouc G (1re section), du côté de
la plaie. — B. Robinet s'adaptant au tube de caoutchouc G (1re section), du côté du
réservoir du vide. — C. Robinet mettant en communication, avec le reste de l'appareil, la
pompe foulante D, chargée de teinture balsamique.

C'est grâce à cette combinaison que, de loin, en dehors du lit. sans déranger le blessé, les pansements étaient pratiqués jusqu'au fond des plaies, avec toute la précision désirable.

Et c'est ainsi que j'utilisais pendant la guerre 1870-1871 ma création thérapeutique d'injection dans les plaies à fracas osseux et de purification de leurs gaz, en la rendant pratique, pour éviter la fièvre si redoutable aux blessés.

Le mécanisme et les avantages de cet appareil, où les gaz émanés des foyers purulents étaient désinfectés, sont démontrés par les différentes figures que l'on voit, à côté des descriptions que nous venons de faire.

Le sulfate de fer est la première substance que j'ai employée dans mon appareil pour l'épuration et le lavage des gaz, lui donnant la préférence sur les chlorures désinfectants (hypochlorites de chaux ou de soude), moins à cause de leur odeur qu'en raison de l'action des vapeurs d'acide hypochloreux, que leur solution dégage à une température peu élevée et que j'appréhendais non-seulement pour les diverses pièces métalliques de mon appareil, mais aussi accidentellement pour les plaies, soit comme topique gazeux, soit comme tension.

La solution de potasse caustique étant toutefois plus active que celle de sulfate de fer, je l'employai en 1870-1871 comme décomposant énergique, malgré les précautions qu'exige le maniement de cette substance.

D'autres solutions désinfectantes peuvent aussi être utilisées de la sorte, par exemple celles de permanganate de potasse, d'acide salicylique alcoolisé, etc.

Notre appareil a fonctionné avec ce mécanisme et ces divers éléments, jusqu'à l'année 1874, époque à laquelle nous y avons apporté plusieurs perfectionnements que nous nous empressons de faire connaître.

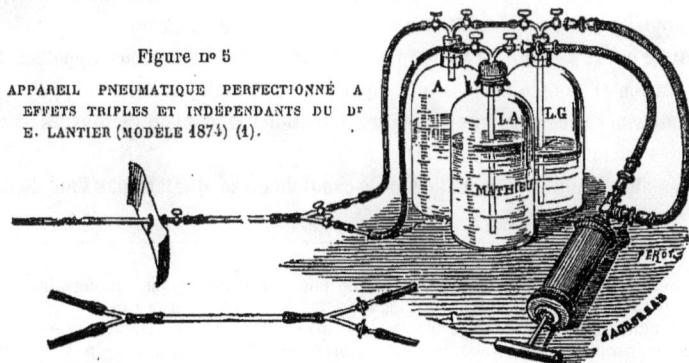

Figure n° 5

APPAREIL PNEUMATIQUE PERFECTIONNÉ A EFFETS TRIPLES ET INDÉPENDANTS DU Dr E. LANTIER (MODÈLE 1874) (1).

(1) Ce perfectionnement a été fait par suite de l'envoi à l'auteur du *Bulletin médical du Nord* (nos 8 et 9 d'août et septembre 1874) où l'on rendait (pages 122 et 123) un compte imparfait de ses travaux communiqués au Congrès de Lille.

Dans le nouveau modèle représenté par la figure n° 5, un corps de pompe unique commande l'appareil : cylindre en métal nickelé, à piston simple, à deux tubulures, dont l'une aspirante et l'autre foulante. La première agit sur deux réservoirs de capacité suffisante et jaugés, où se rendent séparément les humeurs et les gaz des foyers purulents; la seconde anime un troisième réservoir gradué et fermé, à pression élastique, qui contient la teinture balsamique ou antiseptique à injecter dans le fond des plaies, de sorte que sous l'influence de la détente de l'air, ce merveilleux liquide de la cicatrisation se trouve, sous la main de l'opérateur, prêt à être dirigé en forme de jet moelleux, régulièrement soutenu et mathématiquement connu.

Le corps de pompe, apte par sa nature à résister aux variations de température et aux chocs, ne se trouve donc jamais en contact avec les humeurs organiques, non plus qu'avec les liquides à injecter.

Avantages considérables, non-seulement au point de vue des chances de durée et d'entretien, mais encore de l'élégance et de la facilité des manœuvres.

Notre appareil fonctionne avec toute la pureté désirable, automatiquement, sans bruit d'encliquetage, l'opérateur conservant toujours ses mains libres. Et, s'il y a lieu, en dehors de l'intervention du chirurgien, il peut, par lui-même, continuer d'aspirer d'une façon régulière, faible, soutenue, les humeurs et les gaz, simultanément ou séparément.

Mais cet appareil n'est pas seulement applicable aux blessures des victimes de la guerre et de l'industrie; il fournit de nombreuses et nouvelles ressources contre les affections variées des viscères, qui, sous mille formes, affligent tous les rangs de la société en coupe réglée, par exemple : les métrites et les métropéritonites, qui font journellement tant de victimes parmi les femmes en couches.

Un tube en Y, à double robinet, de notre invention, que nous appelons tube confluent (en 1875 on a fait des tubes en U), permet l'adaptation de l'appareil aux sondes utérines spéciales, aussi de notre invention, de même qu'à tous les trocarts ou sondes anciennement connus (1).

Nos sondes, munies d'un manchon de caoutchouc se dilatant par l'air de façon

---

(1) Depuis longtemps nous nous proposons de faire construire, pour l'exploration *directe* des organes profonds, des aiguilles longues et creusées, c'est-à-dire canalisées dans leur axe longitudinal jusque près de la pointe. Ces *aiguilles creuses* n'existent pas encore dans l'arsenal chirurgical. Elles s'adapteraient aussi à mes tubes confluents en Y sans avoir besoin d'y être reliées par un tube en caoutchouc et permettraient d'effectuer avec autant de précision que de commodité la transfusion du sang *en nature* pour les blessés atteints d'hémorrhagie grave. Le bocal L A de mon appareil pneumatique, étant maintenu dans un bain-marie à 37° c. et renfermant une couche d'huile, sous laquelle le sang serait recueilli, rend en effet *pratique, sûre, facile et complète* l'opération de la transfusion du sang.

à fermer hermétiquement le canal vulvo-vaginal, comprennent deux modèles. Le premier, de gros calibre, représenté par la photographie adressée en 1875 au Congrès de Nantes, date de 1867 et est destiné aux suites de couches, pour soutirer de la matrice *sans odeur* les matières putrides, qui, s'y trouvant parfois accumulées, déterminent les métrites et métro-péritonites. Le deuxième, le plus petit est réservé aux injections rigoureusement mesurées par le flacon injecteur, dans le corps de la matrice, pour les inflammations catarrhales de cet organe.

Ce moyen est héroïque contre les métrites internes, qui font si souvent le désespoir des dames et des médecins. C'est à lui, exemple entre beaucoup d'autres, qu'il nous a été accordé de citer, que M. Hulline, 5, rue de Lyon, à Paris, doit le bonheur d'avoir vu sa jeune femme désespérée, à bout de forces et de médicaments, échapper à une mort imminente et recouvrer la fraîcheur et la vigueur d'une santé parfaite.

Nos deux modèles de sondes utérines, qui satisfont à des indications encore inconnues dans la pratique, se distinguent par la courbure spéciale de leur extrémité plongeante, *par leur œillet unique*, par leur calibre et leur disposition à s'adapter à nos tubes en Y, sur notre appareil pneumatique, pour les courants de dehors en dedans ou de dedans en dehors, mathématiquement assurés et appréciables au moyen de notre invention.

Les différents éléments de l'appareil chirurgical pneumatique sont renfermés dans une boîte très-portative pour les traitements variés où il peut rendre tant de services.

EXEMPLES DIVERS DE TRAITEMENT ET DE GUÉRISON

Par la méthode balsamo-pneumatique du Dr E. Lantier

EXTRAIT DE LA STATISTIQUE OFFICIELLE DE L'AMBULANCE GÉNÉRALE DES POSTES

EN 1870-1871, A PARIS

Lit n° 31. — Théotil Gallois, du 115e régiment de ligne, entré le 30 novembre 1870, — blessé au combat de Champigny : — coup de feu à la jambe droite qui est traversée de part en part à sa partie moyenne ; le péroné est fracassé ; à travers la plaie postéro-externe, on perçoit distinctement la mobilité des fragments. — Anesthésie des quatrième et cinquième orteils. — Débridement de l'orifice d'entrée ; application de la teinture balsamique et injection de la même substance.

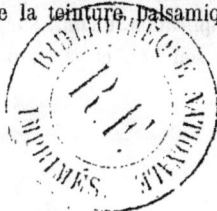

3

Cinq jours après, issue d'une petite esquille et d'un lambeau d'étoffe : dès lors les injections traversent d'un jet tout le parcours de la balle. Le huitième jour, vers midi, hémorrhagie considérable sous le pansement; la perte de sang, qui peut être évaluée à un litre et demi, inonde tout le lit; on accourt me prévenir; le liquide employé ne contenait pas d'ergotine; j'en fais ajouter et l'hémorrhagie est arrêtée.

Depuis, le travail de cicatrisation s'établit franchement dans l'os fracturé comme dans les parties molles. — Jamais de fièvre. — Le blessé sort le 2 mars 1871, guéri et se servant parfaitement de sa jambe.

Lit nº 29. — Pierre-Louis Quinton, du 115e régiment de ligne, entré le 30 novembre 1870 : blessé au combat de Champigny au quart supérieur du bras droit. Blessure affreuse : le bras, traversé de part en part, n'existe plus dans sa continuité que par deux lambeaux de chair; l'humérus est en éclats, et, au travers de la plaie, on peut facilement passer deux doigts à la fois. L'amputation a été jugée non-seulement de nécessité, mais d'urgence par un professeur de l'école qui, par hasard, avait accompagné le convoi de blessés !... Mais l'artère humérale est intacte; quoi qu'il en coûte, je veux conserver le bras de ce blessé. — Application extérieure et interne de teinture balsamique. — Attèles; linges chauds sur tout le membre. — Le neuvième jour, issue d'un lambeau de la capote. — Pendant douze jours, la peau, au-dessous de la plaie, dans une étendue de la largeur de la main, demeure froide; mais les artères radiale et cubitale battent. Le treizième jour enfin, la réaction arrive, la peau s'échauffe; *le blessé gardera son bras.* Chaque jour, des esquilles sont extraites au moyen des ciseaux et du bistouri. Ces esquilles, au nombre de onze dont sept énormes, montrent bien que l'humérus a été emporté dans toute son épaisseur sur la longueur de plus de 5 centimètres; elles sont conservées dans un flacon cacheté du sceau de l'Administration générale des postes. — A la troisième semaine, commencement de consolidation; la plaie d'entrée se rétrécit; au bout d'un mois, elle est solidement cicatrisée. Les pansements et lavages n'ont plus lieu que par l'orifice de sortie de la balle, véritable trou béant. — A la fin de janvier, le blessé commence à faire les mouvements d'ensemble du bras. La cicatrisation marche à grands pas. — En février, par imprudence inqualifiable, le blessé sort sans permission de l'ambulance et rentre ivre-mort; un phlegmon diffus est à craindre; je fais alors une longue et profonde incision du bras, même pansement, additionné pendant quelques jours de teinture de Bdellium; quelques infiniment petites esquilles blanches sont retirées; elles sont également conservées, mais dans un flacon à part. Je demeure maître de la complication, quand, sur ses instances réitérées, le blessé sort, le 23 mars 1871, avec son bras et sa main qui fonctionnent parfaitement malgré le raccourcissement de l'humérus. Il n'y a jamais eu de fièvre. — Il est à remarquer que Quinton est âgé de quarante et un ans, qu'il tousse habituellement et qu'il est adonné à la boisson. — En 1878, Quinton a déclaré par certificat légalisé par M. le maire de Laval (Mayenne) qu'il se sert parfaitement de son bras.

Lit n° 50. — Marcelin Mesnil, du 111e bataillon de marche de la garde nationale, entré le 20 janvier, blessé au combat de Montretout d'un coup de feu à la main droite : large plaie cernant à sa racine le pouce, l'index et le médius : fracture comminutive de l'articulation métacarpo-phalangienne médiane ; section du tendon extenseur ; anesthésie de l'index, du médius ; perte des mouvements d'adduction des muscles thénar. — Teinture balsamique en applications et lavages. Extraction d'esquilles. Un phlegmon de la main se déclare ; longues incisions au dos de la main ; le foyer est mis à découvert ; même traitement ; cependant, pendant quelques jours, application de teinture de Bdellium. La main est dès lors maintenue appliquée sur une planchette résistante, la paume étant constamment remplie de charpie. Grande exfoliation de l'épiderme, reproduction aussi rapide ; exubérance de bourgeons charnus, saignants au moindre contact ; ils sont réprimés avec le crayon de nitrate d'argent. Jamais de fièvre. — Mesnil peut sortir le 28 mars, ses plaies parfaitement cicatrisées, sans atrophie des muscles thénar, et commençant à faire jouer le médius, lequel, diminué d'un centimètre et demi, se trouve plus court que l'index et l'annulaire, mais conservant sa phalange unguéale.

Janvier 1872, Mesnil a repris ses fonctions d'employé à la poste.

Lit n° 52. — Ansbert Godet, du 13e bataillon de marche de la garde nationale, entré le 1er février, blessé au combat de Montretout d'un coup de feu à la tête : contusion du crâne ; un lambeau triangulaire, y compris le périoste, est détaché au-dessus du front sur une étendue de 6 centimètres. Quand ce blessé, qui est du 13e bataillon de la garde nationale, me fut adressé à l'Ambulance, sa blessure n'était qu'un véritable sac à pus : le lambeau, tordu sur son pédicule, présentait sa face chevelue au fond de la plaie ; Godet était déjà en voie de s'infecter ; très-amaigri, il avait éprouvé des accidents nerveux, tressaillements de la face et des paupières avec frissons. — Dissection du lambeau et adaptation convenable : application de teinture balsamique. Les accidents disparaissent aussi bien que les frissons, et Godet, reprenant confiance, ne se croit plus menacé du tétanos, ainsi qu'on lui avait dit autrefois. — J'ai dû, à plusieurs reprises, exciser les bords de la plaie ; mais la cicatrisation finit par s'établir de telle sorte que Godet sortit guéri le 23 février.

Lit n° 34. — Pierre Mâcon, du 115° régiment de ligne, entré le 30 novembre 1870, blessé au combat de Champigny, au coude droit. — Un seul orifice d'entrée, à liséré bleuâtre et à collerette d'épiderme décollée, se voit à la région olécrânienne; la flexion est facile, mais l'extension est incomplète; application de teinture balsamique; cicatrisation de la plaie au bout de quinze jours. Cependant l'extension persiste à ne pas se faire complètement, même la rétraction dans le sens de la flexion prédomine de plus en plus; le coude est gonflé surtout au niveau de l'épicondyle. — Pas de fièvre. — Mâcon croit à la présence de la balle, bien que les explorations méthodiques fréquemment répétées dans la position où il a été blessé ne confirment pas cette opinion; il réclame d'être opéré. Le 3 février, j'emploie la chloroformisation, dans l'espérance d'obtenir l'extension complète pendant la résolution; ceci est fait sans succès. Mâcon n'en continue pas moins à vouloir être opéré. — Le 13 février, me rendant à ses vœux, confiant du reste dans l'innocuité de l'opération suivie du traitement par la teinture balsamique, je me décide à trépaner l'os qui est si tuméfié. Donc, nouvelle chloroformisation, longue incision à la partie externe du coude, dénudation de l'extrémité inférieure et externe de l'humérus; application d'une couronne de trépan sur la partie postéro-externe, comprenant une partie de l'épicondyle. Cette opération ne fait découvrir aucun projectile; du moins elle montre le trajet qu'il a parcouru, trajet reconnaissable à la teinte bleuâtre des tissus. — Une seule artère a dû être liée; application de teinture balsamique; cinq jours après le blessé se levait. Il n'y a jamais eu de fièvre, le coude a diminué de volume et n'est plus empâté; Mâcon déclare alors se trouver plus fort de son bras qu'avant l'opération, l'extension se fait du reste plus facilement. Mâcon étant venu me voir à Neuilly-sur-Seine en 1877, j'ai constaté l'intégrité des fonctions de son coude.

Lit n° 53. — Henri Anken, du 31° régiment de marche, armée de la Loire, entré le 20 février 1871, éclat d'obus à la main droite, blessé au combat de Loigny (près d'Orléans). Anken a été amputé en province, quinze jours après sa blessure, successivement du pouce, de l'index et du médius; à son entrée à l'Ambulance, la surface des moignons n'est qu'une plaie fétide, semée de taches noirâtres insensibles. Anken est pâle, sans appétit et a presque continuellement des frissons. Application de teinture balsamique. La plaie devient rapidement inodore, rosée et bientôt (1er avril 1871) il ne reste plus à se combler que les vides causés par l'élimination des points gangrenés. Les frissons avaient tout d'abord disparu.

Il est à remarquer que la plupart des blessés sont entrés à l'Ambulance dans les plus mauvaises conditions : la fatigue, la faim, la soif et le froid les avaient épuisés.

Lit n° 32. — Louis Duyleux, du 115ᵉ régiment de ligne, entré le 30 novembre 1870, blessé au combat de Champigny de deux coups de feu à la cuisse gauche. Le fémur est fracturé complètement à sa partie moyenne : trois plaies en rapport avec le foyer de la fracture : l'une à la région interne de la cuisse, à son tiers supérieur; les autres à la région externe, dont l'une au quart supérieur, l'autre au quart inférieur, et sur un plan d'environ 2 centimètres plus en arrière. Ces dernières, à bords nets et renversés, sont les plaies d'entrée; une seule balle olivaire déformée à son sommet a été retrouvée dans les vêtements, au niveau de la cuisse droite, sans qu'il y eût de blessure en ce point.

Le doigt introduit dans la plaie supéro-externe sent le fémur dénudé de son périoste au-dessous du grand trochanter, mais pas de fracture; la plaie inféro-externe présente cette particularité d'avoir deux trajets; l'un se dirigeant vers la plaie interne et au travers duquel on perçoit des fragments osseux; l'autre montant au-dessous de l'aponévrose générale d'enveloppe vers la plaie supéro-externe, comme s'il était en continuité avec elle et faisait ainsi un séton. Mais en l'explorant avec soin, il est constaté que ce dernier trajet se termine en un cul-de-sac de 8 centimètres.

Le membre est placé en bonne position dans une gouttière, les plaies étant hermétiquement fermées avec de la charpie imbibée plusieurs fois par jour de teinture balsamique. — Incision du diverticulum dans toute sa longueur. Le membre ayant enflé, et la suppuration s'étant établie, j'emploie les injections de la même substance dans tous les trajets. Et, autant pour faciliter ces pansements intérieurs que pour prévenir la stagnation des humeurs, j'ai recours à l'aspiration pneumatique; application de la physique à la chirurgie que, dans ce double but, j'ai disposée de la manière suivante :

Les tubes de caoutchouc à paroi épaisse s'altèrent dans les plaies, il faut les changer fréquemment; je donne la préférence aux tubes de plomb qui sont flexibles et aptes aussi bien à prendre qu'à garder toutes les formes qu'on leur imprime; leur sulfuration est inoffensive. Ceux que l'on me procura avaient 5 millimètres d'ouverture; à leur extrémité, qui devait plonger dans les plaies, je les fis percer de petits trous sur une longueur de plusieurs centimètres. Ainsi préparés, ils furent fixés dans les trajets au moyen d'une cupule en gutta-percha prenant un large point d'appui sur les parties saines, et leur étant adhérente par des bandelettes au collodion. Cet appareil pouvait ainsi rester en place deux et même trois jours. D'autres tubes en verre avec des ajutages en caoutchouc, formant soupape de sûreté contre une trop brusque différence de pression, et munis, du reste, de robinets, le mettaient en communication avec le réservoir du vide.

Ce réservoir n'était autre qu'un grand bocal dans lequel le vide était fait à volonté au moyen d'une pompe aspirante. Une solution de sulfate de fer y avait été versée pour purifier les gaz qui la traversaient pendant le jeu de l'aspiration. Une solution de potasse caustique fut ensuite employée à cet effet.

Un tube fut placé dans la plaie interne de la cuisse, un autre dans la plaie inféro-externe; tandis que la plaie supéro-externe demeurait hermétiquement oblitérée par de la charpie imprégnée de teinture d'aloès. Ces deux tubes, composés des éléments indiqués, se réunissaient au pied du lit sur un ajutage de plomb en Y, adapté lui-même au tube du réservoir. Leur fonctionnement était donc, à volonté, simultané ou bien indépendant. Pour faire les injections de teinture balsamique et les lavages de l'intérieur des plaies, il n'y avait qu'à interposer un ajutage de plomb en T sur le tube interne. La manœuvre se comprend d'elle-même.

Ce système de tubes et de robinets ne causait aucune gêne au blessé, car il était supporté soit par les coussins sur lesquels le membre reposait, soit par les anses de bandelettes fixées au collodion le long de la cuisse et de la jambe, et aussi par des ligatures aux barreaux du lit.

J'avais en même temps remplacé la gouttière classique, qui est rigide et nécessite, quand il faut changer sa garniture, le mouvement de tout le membre. Je lui avais substitué un appareil composé d'une pièce de taffetas gommé et de petits coussins, lesquels, roulés en cylindres de grosseur variable et rapprochés les uns des autres, constituent le plan sur lequel on veut que le membre repose; ils peuvent être changés l'un après l'autre sans le moindre dérangement, et les bords de la pièce de taffetas relevés tout le long du membre et roulés sur un coussin cylindrique, complètent une véritable gouttière, mobile selon les besoins dans toutes et chacune de ses parties.

C'est dans ces conditions et avec ces moyens que le gonflement de la cuisse diminua rapidement, ainsi que la suppuration, dont la quantité fut modérée au point de ne pas sembler proportionnée à un aussi grand traumatisme. Cependant, pas de frissons, pas de fièvre; l'appétit était excellent.

Le blessé allait ainsi à merveille. Le trajet supéro-externe avait été incisé sur une longueur de 12 centimètres, et la cicatrisation s'y faisait rapidement. Les autres plaies se modifiaient le plus favorablement; les trajets étaient moins tortueux, et leurs parois denses, fermes, étaient régulières comme si elles ne traversaient pas des tissus de structure différente. Les tubes de plomb ne devaient plus être, comme au début, modelés en sinuosités les plus prononcées. Il s'était bien fait, par suite du repos prolongé dans la même position, une plaie au sacrum; le blessé n'avait pu se résigner à un changement de position sur le côté, et la suspension hyponarthécique avait échoué.

Mais tout, néanmoins, faisait espérer le plus heureux résultat, quand le 10 janvier un convoi de malades, venu on ne sait d'où (cet événement se produisait pour la seconde fois), est déposé à l'hôtel des Postes. Parmi ces malades, il y avait des érysipélateux, qui pénétrèrent dans nos premières salles. A partir de cette époque, les choses changèrent de face (Un infirmier, facteur des postes, a été lui-même pris d'érysipèle grave).

En effet, Louis Duyleux fut infecté, non toutefois par les surfaces traumatiques qui étaient pansées avec la teinture balsamique, mais par la plaie du sacrum qui avait été pansée avec de la poudre de charbon et de quinquina; on vit alors un érysipèle, à reflet bronzé, se développer au sacrum, à la région lombaire et au haut de la cuisse, puis gagner la jambe, puis le coude-pied; en même temps la fièvre s'allumait. Au dos du pied et au mollet phlyctènes, puis de la gangrène; il y eut là un vaste décollement de la peau; je luttai cependant; larges affusions froides sur tout le membre; lavages en jet avec eau iodée et camphrée; lavages avec la teinture balsamique, étendue d'eau; application de poudre de charbon et de quinquina; fortes doses de sulfate de quinine à l'intérieur. La gangrène se limita; la cicatrisation commença et la peau se recolla en plusieurs points : il y eut ainsi un moment où tout espoir ne fut pas perdu. Les battements de l'artère tibiale étaient nettement perçus; cependant la fièvre ne cédait pas. Survinrent des frissonnements, puis des frissons avec des gaz par haut et par bas; ceux des plaies étaient devenus très-fétides, et c'est alors que la solution désinfectante nous rendit un véritable service. Le blessé s'était amaigri brusquement; après quinze jours de lutte contre l'érysipèle et les accidents qu'il avait fait naître, la mort apparut inévitable; elle arriva le 26 janvier.

L'examen anatomique de la région blessée devait être intéressant. Le 27 janvier je pus faire l'autopsie; elle eut lieu en présence de M. de La Balme, chef du matériel des Postes. — Voici ce qui fut constaté. Les surfaces traumatiques frappent les yeux par la netteté avec laquelle elles sont limitées; c'est un liséré gris-bleuâtre qui les entoure; ce liséré, couleur d'ardoise, a 5 millimètres d'épaisseur; plus dense que les tissus sains auxquels il adhère, au point de sembler en faire partie, il est souple, légèrement élastique, partout homogène. C'est une sorte de sac à feuillet épais placé entre les parties saines et l'air extérieur; véritable enveloppe sur les limites de l'organisme, où se passaient les phénomènes de cicatrisation. La teinture balsamique, outre son action vitale, avait ainsi déposé ses corpuscules résineux dans la trame des tissus.

Le trajet supéro-externe est solidement cicatrisé, ainsi que le diverticulum qui avait été incisé.

Le fémur est fracturé à son milieu. Le bout supérieur est en biseau ayant sa face fracturée en arrière; le bout inférieur est fracassé en sept fragments, dont quatre principaux. L'un d'eux mesure 9 centimètres de long sur 3 centimètres 1/2 en largeur ; par une face réciproque taillée en biseau, il correspond au fragment supérieur. Tous ces fragments étaient en voie de se consolider et la plupart étaient recouverts de bourgeons osseux.

Un dessin de M. Bernasse, élève en médecine, attaché à l'Ambulance, reproduit très-bien cette disposition. Deux fragments sont surtout remarquables par leur soudure intime, la végétation osseuse qu'ils ont produite et une lamelle de nouvelle formation, cartilagineuse non encore ossifiée, qui les unit aux fragments voisins. L'un d'eux, qui a pu se souder, était cependant dépourvu de périoste ; à la vérité, c'était le plus petit et il se trouvait enclavé parmi les autres qui avaient gardé leur périoste.

L'articulation du genou est saine ; sans la funeste complication dont il a été parlé, il n'est pas douteux que la guérison eût été obtenue, car, pour juger cette observation, il faut se rappeler l'effroyable mortalité qui sévissait à cette époque sur les blessés et sur les amputés, et, cependant, Louis Duyleux, atteint d'une blessure des plus formidables, a vécu cinquante-huit jours.

A ces quelques exemples, extraits de la statistique de l'Ambulance, organisée en 1870-1871 par les soins de M. Rampont-Lechin, Directeur général des Postes, et que nous avons eu l'honneur de diriger comme chirurgien, nous ajoutons plusieurs cas importants de blessés, traités dans notre pratique journalière avec le succès, que peut seule procurer notre méthode Conservatrice. Un tableau synoptique de ceux-ci sera suffisant pour le lecteur, qui aura pu ci-dessus se rendre compte des détails pratiques de l'emploi et de la manœuvre du traiment balsamo-pneumatique.

Autre extrait d'observations de blessés, traités dans notre pratique particulière par la méthode balsamo-pneumatique

NOMS	PRÉNOMS ET QUALITÉS	DATES DE LA BLESSURE	DATES DE LA GUÉRISON	DIAGNOSTIC	OBSERVATIONS PARTICULIÈRES
DEDIAS	Ouvrier chez M. Dehesdin, chocolatier, rue Haute-de-Bezons à Courbevoie (Seine).	27 janvier 1870	5 août 1870	Plaies multiples de l'avant-bras par trituration d'engrenages; déchirures d'aponévroses; broiement des muscles et des os; section des tendons fléchisseurs du groupe superficiel. Effroyable blessure : les tendons pendaient échevelés avec la peau en lambeaux et au milieu d'un magma de chairs broyées battaient les artères.	Guérison parfaite et conservation du membre (Observation consignée page 332 de la Revue scientifique journal Les Mondes, n° 8, du 22 février 1877).
M...	Albert, sujet prussien, fils du ministre de...	mai 1870	juillet 1870	Coup de revolver, calibre 12, à la partie supérieure et externe de la cuisse gauche. Extraction de la balle à la région interne du genou entre les tendons dits de la patte d'oie.	Guérison sans fièvre et conservation du membre et de ses fonctions (Observation consignée page 108 du n° 11 du samedi 3 février 1872 de la Gazette des Hôpitaux).
MÉTIVIER	Journalier, rue Haute-de-Bezons, 69, à Courbevoie (Seine).	1er août 1870	8 septem. 1870	Fracture de la jambe droite avec plaie de plus de 12 centimètres, communiquante au foyer de la fracture, suite d'écrasement par accident de voiture.	Le 8 septembre 1870, le blessé pouvait s'appuyer sur ses fragments de jambe consolidés et fuir devant l'invasion prussienne. Revu après la guerre, il n'avait aucun raccourcissement. Résultat d'autant plus remarquable que, quelques années auparavant, Métivier avait été fracturé de la cuisse droite, partie moyenne, accident pour lequel, ayant été mandé par l'autorité, je lui avais appliqué un appareil, au rond-point de Courbevoie (Observation consignée page 333 de la Revue scientifique journal Les Mondes, n° 8 du 22 février 1877).
BERTHET	Chez ses parents, avenue du Roule, à Neuilly-sur-Seine.	2 avril 1871	15 juin 1873	Coup de feu à la fesse, région ischio-trochantérienne. Balles méconnues : leur séjour dans les plaies pendant 26 mois; suppuration chronique; fièvre. Opération. Extraction le 1er juin 1873, d'un segment de balle de mitrailleuse du poids de 10 grammes et d'un autre fragment de plomb de 2 gr. 40.	Cette plaie d'arme à feu, profonde de plus de 12 centimètres, datant de vingt-six mois, compliquée de corps étrangers, ayant affaibli le blessé par la suppuration et le menaçant dans sa vie par l'infection purulente, fut amenée à bien et cicatrisée en l'espace de trois semaines. Un certificat légalisé de Berthet constate la surprise de sa guérison.
FÉRY	Jacques, chez ses parents, à la mairie du premier arrondissement de la ville de Paris.	24 mai 1874	août 1874	Fracture de la jambe gauche; plaie extérieure communiquante; plaie et contusion profonde à la tête; accident de voiture.	Ce blessé, dont on voulait amputer la jambe, a déclaré par certificat, légalisé le 21 février 1876, qu'il l'a conservée grâce au traitement balsamo-pneumatique et que pendant le traitement il n'a pas ressenti une heure de fièvre ni de souffrance proprement dite (Observation consignée page 333 de la Revue scientifique journal Les Mondes, n° 8 du 22 février 1877).

Pour l'homme d'études et le philosophe, qui envisagent impartialement les choses, le principe que les gaz jouent un rôle considérable dans la physiologie pathologique de l'individu et sur les milieux, est un fait aussi naturel que digne de l'attention du praticien chargé de la vie de ses semblables.

Un exemple entre autres, c'est grâce à nos études et aux considérations, où nous étions personnellement arrivés sur ce point si intéressant et si négligé de la physiologie pathologique, que nous avons sauvé, avec un pansement très-simple s'opposant à l'absorption des gaz, suite fatale de la décomposition des parties mortifiées (27 mai au 22 août 1870), un pharmacien, M. A..., désespéré de beaucoup de praticiens, à la suite de brûlures profondes au visage, au corps et aux mains par les flammes d'une tourille d'éther, et plus tard devenu pharmacien de l'Ambulance de la poste. En effet, toutes les fois que par aventure *des topiques* venaient à être appliqués en dehors du pansement physiologique, employé dès le début, des frissons survenaient aussitôt au pauvre blessé, pris soudainement, chaque fois, de résorption putride gazeuse !

A ces divers exemples nous pourrions ajouter un certain nombre de cas qui se sont présentés dans notre pratique journalière, soit avant 1870, soit depuis la guerre et particulièrement plusieurs cas de kyste de l'ovaire et de métrites internes. Il nous suffit, croyons-nous, de l'énoncer.

Parallèle entre la méthode antiseptique de M. le professeur Lister (d'Édimbourg) et la méthode conservatrice du Dr E. Lantier

Après l'exposé qui précède, nous serait-il maintenant permis de comparer notre méthode avec celle dite antiseptique de M. Lister, professeur à Edimbourg?

Considérés au point de vue du temps, qui consacre les découvertes, les procédés antiseptiques sont de date relativement récente. Pour comprendre leur valeur clinique, il faut voir qu'ils sont l'un des moyens les plus efficaces à élever l'art de la chirurgie *au degré de la conservation des membres gravement blessés, fatalement voués à l'amputation jusqu'à la création du traitement balsamopneumatique :* surprenante, magnifique évolution dans la pratique chirurgicale !

Que dire des nombreuses matières antiseptiques qui envahissent depuis l'année 1873 la thérapeutique chirurgicale? Après l'acide phénique, c'est le phénol; après l'acide thymique, c'est le thymol; apres l'acide salicylique, c'est le salicol. Viennent ensuite le charbon végétal au baume du commandeur; l'acide benzoïque, l'acide borique, le biborate d'ammoniaque. le chlorure de zinc, le sulfite. de soude, la résorcine, sorte de benzine cristallisée, blanche, sans odeur, à laquelle les Allemands ont préféré récemment (1883) la poudre de tourbe, arrosée d'une solution au millième de bichlorure de mercure; enfin, la gemme du pin maritime, substance oléo-résineuse, semi-liquide, visqueuse, transparente, d'une saveur amère, saponinée en 1884 par M. Lagasse.

Ces diverses substances convenablement diluées et maniées sont de bons topiques, mais il est évident que leur emploi ne constitue point une méthode chirurgicale.

La méthode de M. Lister a pour but de détruire les germes organiques, invisibles à l'œil nu, non-seulement dans les plaies, mais encore autour des plaies, jusque dans l'atmosphère des salles de blessés. Les liquides utilisés comme antiseptiques par M. Lister sont des solutions d'acide phénique, que l'on devrait appeler alcool phénique. Récemment, M. Lister a aussi fait usage de solution d'acide borique, d'acide salycilique, de chlorure de zinc; non-seulement il baigne les plaies avec ces solutions, mais encore au moyen de continuelles pulvérisations pendant les opérations, il maintient les surfaces saignantes au milieu d'une atmosphère de nuages antiseptiques. M. Lister se propose aussi d'éviter la suppuration qui, d'après lui, est un signe de putréfaction.

Dans les plaies récentes, amputation, extirpation de tumeurs, il réunit par première intention. en faisant la coaptation des parties correspondantes avec la plus grande exactitude. Pour cela, il emploie au besoin une double suture, l'une superficielle, l'autre profonde, suivant le procédé de M. le docteur Azam, de Bordeaux. Les ligatures sont faites avec des fils formés de cordes à boyaux (catgut), facilement absorbables, ou tout au moins inoffensives au sein des tissus; elles sont imprégnées au préalable d'huile phéniquée. Il laisse aux sécrétions de la plaie un écoulement facile, à l'aide de tubes à drainages placés dans les parties les plus déclives. Ces tubes sont *simples, maintenus par un fil*, de telle façon que par leur extrémité profonde ils ne heurtent pas les parois du foyer traumatique; ils sont toujours béants. Primitivement ils étaient en caoutchouc comme ceux de M. Chasseignac. Depuis quelque temps M. Lister leur a substitué des drains d'os calcinés, dont la propriété est de se dissoudre dans le corps.

Le pansement proprement dit consiste dans l'application d'une étoffe simple et imperméable (silk-protective), qui préserve la plaie du contact immédiat des liquides phéniqués; — dans l'apposition directement sur la protective de quelques fragments de gaze antiseptique, trempés dans une solution phéniquée faible; — dans l'entourage du moignon ou le recouvrement de la surface de la plaie avec un manchon composé de huit à dix feuilles de gaze antiseptique; — dans le placement de l'imperméable ou mackintosh entre l'avant-dernière et la dernière feuille de gaze, sa surface lisse étant tournée vers la plaie. L'ensemble du pansement est maintenu avec des bandelettes de gaze antiseptique. Ce pansement est renouvelé tous les jours; il n'est donc pas rare. A chaque pansement, il faut prendre les mêmes précautions que pour le premier, c'est-à-dire lavage des mains, des instruments, de la plaie; pulvérisations avec les pulvérisateurs à ballons ou à vapeur, etc., etc. Sans la plus grande minutie, la méthode antiseptique de M. Lister ne donne pas même de demi-résultats, mais des résultats complètement nuls. Comme on le voit, elle est compliquée et son pansement est long à exécuter.

Elle ne s'est jamais élevée, malgré ses perfectionnements successifs, à la hauteur de la conservation des membres atteints de grands traumatismes.

Ces pansements à l'acide phénique seraient même dangereux, s'ils venaient à être pratiqués longtemps dans les plaies qualifiées par M. le docteur Lantier de blessures à fracas osseux et à trajet profond. C'est ainsi que M. le docteur Inglesi a cité des observations d'empoisonnement par l'emploi chirurgical de l'acide phénique, particulièrement en Allemagne.

D'après la communication de M. le professeur Sedillot, de Strasbourg, à l'Académie des sciences, dans sa séance du 11 mars 1878, c'est en 1867 que M. Lister, chirurgien de l'infirmerie royale, à Édimbourg, a fait connaître sa méthode d'opérations et de pansements phéniques, rigoureusement conforme aux indications du principe de M. Pasteur. Et depuis cette époque, M. Lister n'a cessé de multiplier ses mémoires sur sa méthode et ses résultats.

D'après le rédacteur du feuilleton *Revue scientifique du journal* LA RÉPUBLIQUE FRANÇAISE du 24 juillet 1877, c'est au contraire en 1870 que M. Lister a fait connaître, pour la première fois, son mode de pansement des plaies.

En 1880 a paru, au mois d'avril, une circulaire imprimée à Montpellier, sur la méthode antiseptique de M. Lister, annonçant une fabrique internationale d'objets de pansement, dont la succursale de France est établie à Montpellier.

D'après la communication de M. Sedillot à l'Académie des sciences, citée plus haut, M. Pasteur, qui voit tous les maux dans les germes organiques, a, dès 1860, annoncé qu'il préparait la voie à l'étude de l'origine des maladies, et dès 1861, M. le docteur Declat a reconnu et constaté les propriétés antiseptiques de l'acide phénique (Il eut été plus exact de dire propriétés parasiticides de l'alcool phénique.) Il n'est pas indifférent d'observer que c'est pendant le second siège de Paris, en 1871, que M. Guérin inaugura son *pansement ouaté*, conformément aux vues de M. Pasteur.

La méthode du docteur E. Lantier a pour but non-seulement de détruire les germes fermentescibles de causes extérieures, qui peuvent contaminer les plaies, blessures aux surfaces saignantes, suites d'ablations de tumeurs, etc., etc., mais encore, considération de plus haute portée humanitaire, d'éviter l'amputation aux blessés de la guerre et de l'industrie, d'assurer la conservation de leurs membres, *sans fièvre*, avec la récupération de leurs fonctions. Dès l'année 1866, le docteur Lantier se livra à l'étude de l'action des substances balsamiques sur les tissus atteints de traumatismes.

Il fit préparer tout d'abord ses solutions balsamiques par M. F. Faucher, pharmacien, qui les lui expédia de Corbigny à Courbevoie. C'est en 1867 que M. le docteur Lantier *joignit à l'aspiration, connue depuis longtemps, le lavage et la décomposition des gaz des plaies, ainsi que l'injection balsamique conservatrice.* Pendant la guerre 1870-1871, il démontra publiquement le rôle des gaz des blessures par armes à feu, et il fit, à l'Ambulance municipale de l'adminisnistration générale des postes, une heureuse application de sa doctrine et de ses procédés de traitement à la conservation des membres blessés, voués jusque-là à l'amputation.

Il ne pouvait se faire que la portée des expériences de Gay-Lussac, sur la fermentation du moût du raisin, échappât à quelques bons esprits, de l'ordre de la médecine et de la chirurgie.

Le pansement du docteur Lantier est plus simple, plus rapide, moins dispendieux que celui de M. Lister. Il va beaucoup plus loin. Applicable en partie au moment même de la blessure (charpie de l'Ambulance de la poste), il préserve le blessé des complications des plaies, qui sont conservées fraîches pendant plus de 48 heures. Il s'oppose à l'action phlogistique de l'air, à ce qu'il a appelé l'oxydation des plaies par l'air; il prévient la douleur, et, sans addition de narcotique, il soulage merveilleusement les blessés.

La triple action de la teinture balsamique, *mécanique, chimique, vitale,* empêche l'accès ou produit la destruction des *microzymas, microphytes, microzoaires;* de plus, elle favorise la réaction des parties lésées, modère et tempère la production des leucocytes du pus, détermine une exsudation plastique propre à la genèse d'éléments anatomiques cicatriciels, véritable et sûre barrière contre l'absorption septique.

La stagnation des humeurs dans les foyers profonds est empêchée au moyen de drains en plomb à *pertuis multiples dans leur portion plongeante* et mis en rapport *avec son appareil pneumatique,* qui est à la fois aspirateur, laveur des gaz et injecteur du liquide conservateur. La fermentation des sécrétions pathologiques est ainsi prévenue, de même qu'est annihilée la contagion des ferments résultant de la décomposition des tissus frappés tout d'abord d'attrition et abandonnés par la vie.

Les gaz qui émanent des plaies sont décomposés, et l'atmosphère ambiante se trouve préservée d'une cause d'infection non moins puissante et dangereuse que celle des germes organiques répandus naturellement dans l'air.

Enfin à toutes ces considérations joignons encore celle relative à l'immobilisation parfaite des membres fracassés, au moyen de notre appareil à coussins et celle éminemment précieuse de pouvoir aussi combattre, par notre méthode, d'une manière efficace, des maladies intérieures de matrice, qui ont été, jusque-là, le désespoir des dames et de la pratique routinière.

Le traitement du docteur Lantier est incontestablement, à tous les points de vue, conservateur.

Il permet de simplifier les opérations, fait de l'amputation une mesure exceptionnelle, et, même dans ce cas, il est entre les mains du chirurgien un moyen précieux pour conjurer l'infection purulente et hâter la cicatrisation.

C'est cette complication des plaies, qui a pris la proportion d'un fléau pendant le siège de Paris.

On disait alors et on a répété depuis que les conditions générales dans lesquelles on se trouvait, en étaient la cause. Sans doute, il faut tenir compte de l'influence que peuvent avoir sur l'organisme les milieux et les circonstances où sont les blessés. Leur accumulation dans un même espace, le froid, les émotions morales telles que le découragement, le dépit, la nostalgie, sont d'une impression fâcheuse ; mais ce n'est là qu'un côté de la question, et, pour l'éviter, il ne faut pas précisément de la science.

On est allé, pour expliquer la mortalité, jusqu'à invoquer *l'imprégnation mias-matique, qui s'opère inévitablement au bout d'un certain temps dans un local occupé par des blessés* (1). N'est-ce pas prendre les effets pour la cause? Avant qu'un local soit imprégné de miasmes si meurtriers, il faut que ces miasmes aient eu le temps de se former, et les plaies n'étaient-elles pas leur principale, sinon leur unique source, les blessés devant toujours être séparés des malades?

Ne savait-on pas aussi que l'infection purulente a une prédilection marquée pour les amputés?

Par le fait même d'une blessure, l'organisme éprouve une modification intime ; il y a trouble nerveux ; ébranlement moléculaire à degrés variables. D'ordinaire ce retentissement est fugace et n'a d'autre conséquence que d'impressionner l'organisme et de le rendre plus sensible aux phénomènes qui doivent se produire dans la plaie. Ces phénomènes nécessaires sont ceux de l'inflammation. Ce sont eux qu'il importe de surveiller et de diriger avec méthode et précision, pour que, pendant ce travail, les éléments fournis par le sang ne soient pas enrayés dans leur rôle de réparation et ne subissent pas eux-mêmes de transformations morbides, qui deviendraient une cause de destruction.

Favoriser ce mouvement naturel, le mettre à même de former et d'organiser rapidement les éléments anatomiques propres à la cicatrisation, constitue le pansement chirurgical. Rien n'est donc si délicat, rien ne demande plus de sagacité que les pansements.

---

(1) Ambulance municipale du Palais-Royal, brochure 1871, Henri Plon, imprimeur-éditeur, page 13.

Opérer, c'est, dans la sphère qui nous occupe, régulariser les plaies, les débarrasser artificiellement des parties déjà incompatibles à la vie ou sur le point de le devenir; c'est approprier les diverses couches de tissus lésés à la coaptation; c'est faire en un moment ce que serait obligé de faire lentement ou du moins de tenter l'effort éliminatoire de la nature; c'est gagner du temps, en abrégeant et atténuant les péripéties du travail cicatriciel.

Opérer est plus qu'amputer.

Opérer veut du discernement et du tact. Amputer est brutal; c'est l'action du couteau, à la vérité, en certaines formes déterminées, mais qui ne ménage aucun organe; autrefois c'était l'œuvre du barbier sur l'ordre du médecin. Opérer est plein de réserve et de ménagements; il discerne et sépare le mort du vivant; c'est un acte de jugement plutôt qu'une œuvre matérielle; l'esprit commande à l'instrument et le domine.

Opérer et amputer laissent tous les deux une plaie; tous les deux sont justiciables du pansement.

Panser, c'est fomenter le travail de la nature; c'est l'aider dans ses phases de réparation; c'est déblayer la voie des obstacles; c'est éviter les complications de quelque part qu'elles puissent venir.

Et quel pansement plus efficace que celui par la teinture balsamique, sagement employée!

La teinture balsamique jette un voile protecteur sur la plaie, voile sympathique, qui s'étale et s'applique d'une façon intime sur les extrémités des vaisseaux et des nerfs divisés; bien supérieure en cela à tont ce que pourrait faire une couche d'autre matière ou une membrane inerte même absorbante. La teinture balsamique ne se distingue pas seulement par la protection mécanique contre les causes extérieures; son action catalytique sur les tissus provoque, développe et entretient la réaction vitale, qui est ce courant réparateur de dedans en dehors, que la nature envoie apporter le plasma de la cicatrice. Cette action bienfaisante peut la faire comparer à une peau artificielle temporaire, qui se rétracte au fur et à mesure qu'avance la cicatrisation.

Les forces chimiques viennent ainsi au secours des forces vitales : vibrations d'ordre distinct, mais qui, dans la teinture balsamique appliquée, se compensent, s'harmonisent et se suppléent sans jamais se heurter.

Les diverses substances, qui entrent dans mes formules, déposées à l'Institut de France, possèdent ces propriétés à des degrés différents. Il y a des nuances qu'une étude approfondie seule peut faire apprécier.

Au commencement de mes recherches, je leur avais associé les solutions alcooliques de tannin, d'iode, de quinquina, du laudanum, voire même des sels métalliques comme le perchlorure de fer.

5

L'expérience n'a pas tardé à me montrer l'inutilité et parfois l'inconvénient de ces mélanges. Sans entrer ici plus avant dans les faits, n'est-il pas évident que chaque substance a son action propre; que cette propriété, bien que mitigée par celles d'autres corps associés, n'en garde pas moins une vertu définie? Or, les plaies dans leur marche régulière et *a fortiori* quand celle-ci est anormale, parcourent des phases différentes, à chacune desquelles se rapporte une indication spéciale, par conséquent l'action choisie et précise de tel ou tel médicament. Considération, qui renverse la suprématie du régime du cataplasme, mais qui devrait inspirer la pratique; car elle rapproche la médecine des sciences mathématiques.

La teinture balsamique peut répondre à toutes ces indications sans risque de contrarier la cicatrisation en aucun point de sa marche ni de développer en pure perte une action inopportune. Elle est un tout harmonique qui, en réagissant contre les influences extérieures, ne cesse de s'équilibrer avec les phénomènes vitaux dans leur série successive de la plaie; pondération proportionnelle, qui, bien maniée, en fait l'instrument le plus délicat et le plus parfait de la cicatrisation.

Mais pour avoir toute son efficacité, ce n'est pas seulement à l'Ambulance, avons-nous dit, que ce traitement doit être employé; il doit encore être aussi institué au moment même de la blessure.

Que de malheureux tardivement secourus, subissant toutes les intempéries, abandonnés pour ainsi dire sur le champ de bataille, sont ainsi infectés et deviennent plus tard eux-mêmes une source d'infection! Et dans l'industrie, que de travailleurs, surpris par les machines, deviennent ainsi, par l'insuffisance des premiers soins, sujets à ces complications terribles des plaies!

Un prince de la philosophie a dit, à propos de médecine : *Conserver et réparer est presque aussi beau que faire.*

Qu'au nom de la science, qu'au nom de l'expérience et du progrès, il me soit donc permis d'émettre le vœu que l'emploi de la charpie de l'Ambulance de la poste et celui de la teinture balsamique en nature, dans toutes ses formes, soit généralisé.

Il y a en cela intérêt pour tous, blessés ou opérés, non-seulement sur le champ de bataille, mais dans les usines, les chemins de fer, partout où se produisent d'ordinaire les grands traumatismes; car le mal est ainsi détruit dans ses causes, et ses effets sont prévenus.

ANNEXE

Les Phoshéries : Considérations sur leur rôle dans la nature

Pour la première fois, j'ai fait connaître officiellement les *Phoshéries* en les signalant, le 25 mai 1882, dans les deux exemplaires de « Abrégé historique d'une découverte nécessaire à la population française, brochure, novembre 1881, impriméNeverse à par MM. Mazeron », que j'adressais à l'Académie des sciences, Institut de France, pour le concours au prix Montyon de 1882.

En effet, ces deux exemplaires imprimés, adressés par moi, le 25 mai 1882, à l'Académie des sciences, au sujet susdit, portant chacun une note autographe, page 4, expliquent ce que j'entendais par le mot *microzymas*.

Par l'expression *microzymas*, disais-je manuscritement dans ces exemplaires de cette brochure imprimée, j'entends : « des corpuscules, répandus dans l'atmosphère ; ils ont une puissance d'action fermentative ou catalytique sur les atomes des molécules des corps organiques. Dès l'année 1862, je les ai étudiés sous le nom de *Phoshéries*.

Quelques mois plus tard, en août 1882, ils ont fait l'objet d'un travail spécial que j'ai adressé à la section des sciences médicales du Congrès de La Rochelle, onzième session de l'Association française pour l'avancement des sciences, sous ce titre : « Le traitement balsamo-pneumatique contre la nocuité fermentative ou catalytique d'éléments figurés ou non figurés : les *Phoshéries*, voir page 10 du fascicule, n° 18, de l'Association française : ordres du jour du lundi 28 août 1882, Congrès de La Rochelle.

Les *Phoshéries* sont des particules de matière très-ténue ; un observateur exercé peut en distinguer beaucoup à l'œil nu, mais pour les discerner et les contempler aisément, sans fatigue de la vue, j'ai imaginé des diaphragmes optiques, de diverses couleurs, comprenant toutes les nuances du prisme. Ces diaphragmes consistent en écrans de papiers ou de cartons colorés, de 10 à 12 centimètres carrés, criblés à leur centre de petits trous ayant chacun 1/5, 1/4, 1/2 ou 1 millimètre de diamètre et disposés à 1, 2, 3, 4 ou 5 millimètres de distance par rapport les uns aux autres, sur une surface circulaire ou quadrangulaire de 3, 4 à 6 centimètres de diamètre, faisant ainsi office d'oculaire.

Plusieurs de ces oculaires étant disposés sur un carton blanc, on compose commodément un phoshériscope chromatique en recouvrant une de leurs faces, la même pour tous, d'une couche de dissolution concentrée de gomme arabique, laquelle, après dessication, est susceptible de recevoir l'application de solutions de couleurs variées : de cette façon, chaque pertuis des oculaires se trouve muni comme d'une petite vitre colorée, et comme chaque oculaire est revêtu d'une couleur spéciale, on arrive, par cette disposition facile, à obtenir un instrument qui permet d'examiner rapidement et successivement les mêmes phoshéries au travers des diverses colorations du prisme.

Si l'on regarde, par exemple, sous l'angle de 45°, à travers les pertuis de cet instrument, que je viens de décrire, une portion éloignée de l'espace bien éclairée par le soleil, on discerne des corpuscules ayant l'apparence de petits disques, en général de 3/4 de millimètre de diamètre, étincelants d'une lumière blanche à leur centre et entourés d'un cercle noir.

Il y en a de plus petits, comme il y en a aussi de plus gros. Ces corpuscules sont groupés en lignes de formes innombrables, variées à l'infini, se mouvant toutes dans la profondeur de l'espace ; chaque ligne de corpuscules conjugués suivant un mouvement d'ensemble et de même vitesse, facilement calculable à leur passage successivement opéré devant les séries des pertuis du diaphragme optique. Ce sont les *Phoshéries*.

Les groupes innombrables qu'elles composent sur différents plans dans la profondeur de l'espace, les mouvements dont elles sont animées sont d'un aspect surprenant. L'œil et la raison sont émerveillés d'observer chaque groupe de phoshéries ayant son mouvement propre, tandis que tous les groupes, après un parcours plus ou moins long, en sens divers, habituellement sur un trajet oblique et peu élevé, par rapport à l'horizon de l'observateur, tendent comme d'un commun accord vers la surface de la terre, où ils se dirigent comme sous l'influence d'une force d'attraction. Les couleurs variées des oculaires des diaphragmes d'observation, même armés d'une lunette de Galilée, n'ont pas d'action sur l'apparence des phoshéries, malgré la différence considérable d'amplitude et de longueur des ondes lumineuses qu'elles produisent. C'est à peine si la portion blanche de la phoshérie (centre et cercle périphérique) se teinte de la couleur spéciale de l'oculaire chromatique, quand elle est ainsi observée sous une grande intensité de lumière solaire ; cette teinte de reflet est assez prononcée quand les rayons solaires sont moins intenses et moins vifs ; mais dans l'une et l'autre condition d'observation, la *Phoshérie* ne présente aucun changement dans l'apparence de son cercle noir, ni de sa dimension totale, et le groupe auquel elle appartient n'est pas modifié.

On distingue nettement ces corpuscules au travers des traits liquides de la pluie, de même qu'au travers des bandes colorées du prisme. Dans les temps d'orage, dans la saison du printemps et celle de l'automne, les *Phoshéries* paraissent plus nombreuses, surtout plus actives.

Il n'est pas rare alors d'en rencontrer quelques-unes qui sont isolées, voyageant parmi les groupes conjugués et présentant des dimensions plus considérables ; un éclat quelquefois plus vif, quelquefois au contraire moins prononcé.

Leur forme circulaire, leur centre de lumière blanche, éblouissante, leur liseré noir, donnent une figure nette et déterminée aux *Phoshéries*. Cependant j'ai observé moi-même et fait observer par d'autres plusieurs groupes de corpuscules aériens lumineux entraînant avec eux des corpuscules jaunes, formant un agglomérat de figure variable et difficile à préciser. Dans plusieurs observations, j'ai constaté aussi que de vraies phoshéries présentaient un anneau brillant extérieur à leur cercle obscur. Ce qui m'a donné ainsi à penser qu'elles étaient sphériques.

L'existence des phoshéries est incontestable. Il serait plus facile de la nier que d'empêcher le regard de tous les êtres humains de voir ces corpuscules lumineux, venus de haut, sans cesse en mouvement dans l'espace, ayant une tendance avec direction prononcée vers la surface de la planète la *Terre*.

Les *Phoshéries* ne sont pas seulement des organites, chargés de faire voir, de diffuser la lumière dans l'espace. Les ondes photofères de tous les soleils et de tous les astres les rencontrent en traversant notre atmosphère, je dis notre atmosphère et non l'espace parce qu'il y a le noir des espaces célestes. Elles traduisent admirablement aux yeux de l'homme ces vibrations sous forme de lumière, et sans elles, sans les *Phoshéries*, le mouvement éthéré ne produirait point la perception de la lumière. Est-ce à dire que les *Phoshéries* ne soient point en même temps pour une certaine part des véhicules des ondes chimiques et calorescentes ?

Ne sont-elles point non plus les instigateurs, les promoteurs, puis les soutiens de la vie ?

Leur forme ronde et lisse, leurs conjugaisons, leur nombre infini, les successions infinies, permanentes de leurs groupes variés eux-mêmes à l'infini, leurs mouvements, leur point de départ des sommets de l'espace, leur direction finale, leur aboutissement vers la surface de la terre ne permettent point d'en douter, et par dessus tout le cercle noir, qu'elles portent, suggèrent invinciblement l'idée qu'elles sont douées d'un pouvoir virtuel, potentiel sur les atomes de la matière. Ce cercle noir ne serait-il point l'*inane adusquè profundum* (1) du philosophe

---

(1) Lucrèce : Liv. 1. — *Admistum quoniàm simul est in rebus inane.*
   Et liv. VI. — *Nil esse in promptu, nisi mistum corpus inani.*

Lucrèce, qui signale aussi dans son poème à Memnius les *semina rerum :* les semences de toutes choses.

Que ces corpuscules lumineux qui défient aussi vraisemblablement la balance qu'il est certain qu'ils répugnent à la lunette de Galilée qui ne grossit pas leur image; à la loupe qui ne renverse pas l'image des groupes de phoshéries; qui n'altère pas non plus l'*apparence* de leur marche descendante, *même considérée au travers de la surface blanche* INTERFÉRENTIELLE *produite par les rayous lumineux de deux pertuis voisins dans l'oculaire,* — *à priori* ce phénomène paraît étrange, il n'est pas plus surprenant que le phénomène de la polarisation de la lumière. On sait que les rayons lumineux ayant été polarisés deviennent incapables de se réfléchir ou se réfracter de nouveau dans certaines directions, — que ces corpuscules, dis-je, exercent sur la matière pesante et inerte, — Massa, le Chaos, d'après Ovide, Moles, — une puissance d'activité, de mouvement, de vie, d'organisation, ce phénomène n'a rien d'étonnant, rien d'incompréhensible. Il paraît même évident que ces organites intermédiaires sont les vrais agents de la vie normale ou anormale, en tant que productions matérielles sur notre planète. Entre la matière pesante, inerte et la matière éthérée, subtile, impondérable, invisible, sans cesse en mouvement, il y a l'intermédiaire : la *Phoshérie* lumineuse, d'une forme caractéristique, dotée d'une force virtuelle, j'allais dire plénipotentiaire quant à la question de la génération spontanée ou non, qui tient en suspens l'esprit du monde savant.

En présence de ces considérations, je ne puis ne pas rappeler que si mon traitement balsamo-pneumatique, ainsi qu'on peut le constater dans mes écrits probants, heureusement imprimés à temps pour la cause de l'humanité, est et demeure un moyen puissant, sûr, efficace contre les complications des plaies et blessures; *l'action vitale, l'action chimique, l'action mécanique* de cette méthode qui a fait ses preuves à Paris, en 1870-1871, en conservant les membres aux blessés, trouve une explication de plus dans ce présent mémoire, qui montre que les atomes des molécules des corps organiques sont perpétuellement sujets à des influences d'intensité variable suivant les saisons et les heures du jour de la part des *Phoshéries :* corpuscules admirablement dissimulés dans la lumière diffuse qu'ils coopèrent à produire en la révélant; doués de force vive, très-communicative, sans repos pas plus que la terre qui nous porte, et qu'ils animent par ses productions ayant la manifestation d'un degré quelconque de ce phénomène multiforme, complexe qu'on appelle la *Vie.*

Corpuscules vivifiants les germes vivants de l'air, les Phoshéries ont, dès l'origine de la vie terrestre, exercé une influence puissante sur la délinéation des formes, sur les rapports architecturaux des éléments figurés des corps organisés; et les grandes séries chimiques organiques naturelles ont pu recevoir l'impulsion primordiale de *cette panspermie atmosphérique.*

J'indique ici pour les recherches des expérimentateurs favorisés de la fortune ou des pouvoirs publics, qui peuvent avoir à leur disposition des laboratoires les mettant à même de pousser plus loin les expériences, l'examen de la naissance et du développement de la *Tremella Nostoch*, algue appelée par des anciens *flos cœli :* une fleur du ciel. J'affirme en même temps que les microphytes et microzoaires, tels qu'on les a observés depuis fort longtemps, ne poussent point sur les plaies et les blessures, quand celles-ci sont traitées avec la teinture balsamique de l'ambulance de l'Administration générale des postes de 1870 et 1871 à Paris.

Dr **E. LANTIER.**

Fait à Corbigny, le 8 août 1883.

Les manuscrits originaux légalisés de mon travail sur les *Phoshéries*, adressés en 1882 au Congrès scientifique de La Rochelle (section des sciences médicales), et en 1883 au Congrès de Rouen (section de physique), portent chacun deux dessins de groupes de *Phoshéries* en mouvement dans l'espace.

Dr **E. LANTIER.**

La plupart des ouvrages du Dr E. Lantier, publiés depuis l'année 1871, soit dans des journaux scientifiques, soit en brochures, jusqu'à ce jour, *sur la Conservation des membres blessés,* ont été mentionnés dans l'*Annuaire médical et pharmaceutique de la France,* du Dr Félix ROUBAUD. — E. Cottet, éditeur, rue de la Monnaie, 21, à Paris, — NOTAMMENT *page 218 dudit Annuaire de l'année 1884.*

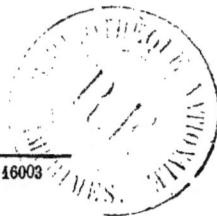

Nevers, typ. MAZERON frères. — 16003